BEI GRIN MACHT SICH IHR
WISSEN BEZAHLT

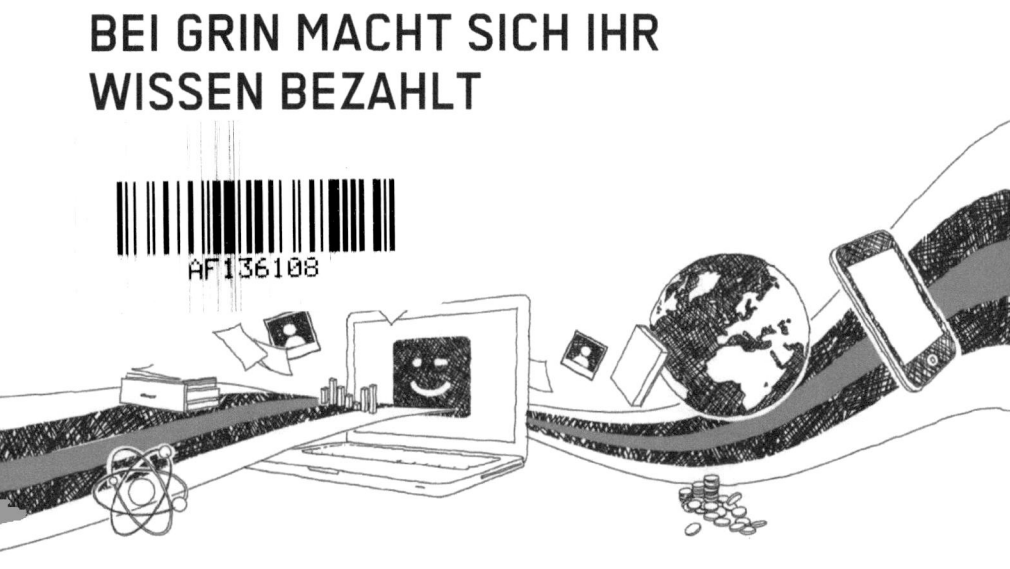

AF136108

- Wir veröffentlichen Ihre Hausarbeit,
  Bachelor- und Masterarbeit

- Ihr eigenes eBook und Buch -
  weltweit in allen wichtigen Shops

- Verdienen Sie an jedem Verkauf

Jetzt bei www.GRIN.com hochladen
und kostenlos publizieren

GRIN

Aphasische Syndrome sowie Therapie und Behandlung spezifischer Aphasieformen. Lateralisierung von Sprachfunktionen und Hemisphärendominanz

Dante Arnaud

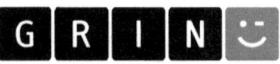

Bibliografische Information der Deutschen Nationalbibliothek:

Die Deutsche Nationalbibliothek verzeichnet diese Publikation in der Deutschen Nationalbibliografie; detaillierte bibliografische Daten sind im Internet über http://dnb.d-nb.de abrufbar.

ISBN: 9783346789983
Dieses Buch ist auch als E-Book erhältlich.

© GRIN Publishing GmbH
Nymphenburger Straße 86
80636 München

Druck und Bindung: Books on Demand GmbH, Norderstedt Germany
Gedruckt auf säurefreiem Papier aus verantwortungsvollen Quellen

Das vorliegende Werk wurde sorgfältig erarbeitet. Dennoch übernehmen Autoren und Verlag für die Richtigkeit von Angaben, Hinweisen, Links und Ratschlägen sowie eventuelle Druckfehler keine Haftung.

Das Buch bei GRIN: https://www.grin.com/document/1314556

HAUSARBEIT

Abgegeben am: 30.06.2022

Modul: Neurorehabilitation (BNEURE)

Studiengang: Psychologie

Aphasien sind Sprachstörungen, die nach einer Schädigung des Gehirns auftreten können und Funktionen des Sprachverständnisses und der Sprachproduktion betreffen. Anhand des Patienten „Monsieur Tan", dessen alleinige Artikulation sich auf die Silbe „Tan" beschränkte, entdeckte der Mediziner Paul Broca das sogenannte Broca Areal. Demgegenüber fand der deutsche Arzt Carl Wernicke bei Patienten mit Schädigungen nahe der Hörrinde (sogenanntes Wernicke Areal) spezifische Beeinträchtigungen beim Verstehen von Sprache.

Welche Aphasieformen werden grundsätzlich unterschieden? Wie werden sie behandelt? Welche Hemisphärendominanz besteht im Hinblick auf die Sprachverarbeitung? Welche Faktoren können zum Entstehen einer atypischen Sprachdominanz führen? Wie lässt sich die Sprachdominanz funktionell messen? Beziehen Sie sich insbesondere auf den WADA Test und die funktionelle Magnetresonanztomografie!

Inhaltsverzeichnis

Abbildungsverzeichnis

Tabellenverzeichnis

Abkürzungsverzeichnis

AAT   Aachener Aphasietest

DBL   Deutscher Bundesverband für Logopädie e.V

DBS   Deutscher Bundesverband der akademischen Sprachtherapeuten

fMRT   funktionelle Magnetresonanztomographie

1 Einleitung

1.1 Ausgangslage und Problemstellung

An Aphasie erkranken in Deutschland nach Schätzungen des deutschen Bundesverbands akademischer Sprachtherapeuten (DBS) jährlich rund 25.000 Personen. Die Prävalenz lag im Jahre 2018 bei über 100.000 Personen (DBS, 2018). Die Konsequenzen können langanhaltend und schwerwiegend sein und beeinträchtigen das Sprachvermögen deutlich. In der Regel sind Aphasien zudem von Lese- und Schreibstörungen (Alexien und Agraphien) begleitet. Auch eine Kombination mit einer Störung in der Zahlenverarbeitung (Akalkulie) wird häufiger beobachtet. Die Wiedererlangung all dieser Fähigkeiten ist nur schwerlich und mit viel Bereitschaft seitens der Betroffenen, Unterstützung von Freunden und Familie und fachlicher Kompetenz behandelnder Ärzte erzielbar. Daher sind Rehabilitation und Therapie bei Sprachstörungen von großer Bedeutung für Betroffene und deren Angehörige. Aphasiker:innen fühlen sich im Mark ihrer Persönlichkeit verletzt. Für Angehörige ist es schwer nachzuvollziehen, was in ihnen, samt ihres Selbstverständnisses, ihres Alltags und der Kommunikation vor sich geht. In der breiten Öffentlichkeit ist das Bewusstsein über Aphasien nicht sonderlich groß, obgleich die oben erwähnten Inzidenzen und Prävalenzen keinesfalls unerheblich sind. Zudem wird die Tragweite der Krankheit oftmals verkannt: Patient:innen sind körperlich nur teilweise oder überhaupt nicht behindert, dennoch haben sie einen wichtigen, integralen Teil ihres Selbst, die Sprache, verloren. Beistand in dieser Lage und das Verhelfen zum Erlernen neuer Sprachkompetenzen sind schwierige Aufgaben, mit denen sich Angehörige und behandelndes Fachpersonal befassen müssen. Dabei ist festzuhalten, dass Aphasie allein den Bereich der Sprache betrifft, dieser reicht allerdings weiter in andere Bereiche hinein als üblicherweise angenommen: So steht die Sprache in Wechselwirkung mit emotionalen Prozessen. Die Äußerung von Gefühlen geschieht häufig über sprachliche Wege. Gegensätzlich werden wir von sprachlich aufgenommenen Inhalten in unseren Gefühlen beeinflusst. Darüber hinaus steht Sprache auch mit dem Denken in Wechselwirkung. Häufig wird Sprache gar mit Denken gleichgesetzt, woraus folgt, dass gestörte Sprache mit gestörtem Denken gleichgesetzt wird. Daraus ergeben sich jedoch im Falle der Aphasie falsche Anschauungen (Walter, 2001).

Die Schwere der Erkrankung unterstreicht der Bericht eines Betroffenen, der seit 1998 an Aphasie leidet und, wie im Text ersichtlich, noch immer mit Folgen zu kämpfen hat: „Nach meinem früheren Leben war ich tot. Ich bin nur 45 Jahre geworden und muss wieder von Null anfangen. Sehr langsam werde ich wieder ein Mensch. Ich kann mich jetzt wieder freier bewegen – ohne meiner Frau war ich am Anfang sehr unsicher. Ich habe mich oft geschämt, selbst beim Einkaufen. Am Anfang ist es mir öfters Passiert ich wollte einfach losreden, bis ich gemergt hatte, ich kann ja gar nicht reden. Im Kopf war ich fertig zum Reden, aber wie heißt das alles was ich reden wollte?" (Wehmeyer & Grötzbach, 2014, Schreibfehler wurden zur Wahrung der Authentizität übernommen.)

1.2 Zielsetzung und Aufbau der Arbeit

Die vorliegende Hausarbeit setzt es sich zum Ziel, das Bewusstsein über und Verständnis von Aphasie als Krankheit zu erweitern. Auch sollen Parameter identifiziert werden, mithilfe derer die Behandlung von Aphasikern strukturell verbessert werden könnte.

Schwerpunkt ist die Differenzierung verschiedener Syndrome sowie einhergehender Symptome der erworbenen Sprachstörung und das Aufzeigen von Behandlungsansätzen. Zusätzlich wird das Prinzip der Lateralisierung von Sprachfunktionen im menschlichen Gehirn erläutert, Faktoren einer atypischen Sprachlateralisierung zusammengetragen und Methoden zur Bestimmung der Sprachdominanz diskutiert.

Hierzu erfolgt zunächst eine Begriffsdefinition der Krankheit und die Abgrenzung von verwandten Störungsbildern. Anschließend werden verschiedenartige Aphasieformen differenziert, indem Leitsymptomatiken, Läsionsorte und verbleibende Qualitäten in der Sprachproduktion und dem Sprachverständnis diskutiert und beispielhaft veranschaulicht werden. Weiterhin werden Ansätze zur Behandlung von Aphasien und Bedingungen zur Wirksamkeit dieser zusammengetragen. Darüber hinaus werden funktionelle Lateralisierungen des Gehirns im Zusammenhang mit der Sprachverarbeitung erklärt. Im Rahmen dessen wird beschrieben, welche Hemisphäre üblicherweise für Sprachverarbeitung zuständig ist und welche Faktoren zu einer unüblichen Sprachlateralisierung führen können. Anschließend werden Methoden zur Erfassung der Sprachlateralisierung diskutiert, insbesondere der Wada-Test und die funktionelle Magnetresonanztomographie. Daraufhin wird die dargebotene Theorie zu Aphasien im Kontext der Diskussion kritisch reflektiert und Möglichkeiten aufgezeigt, die nach Ansicht des Autors strukturelle Verbesserungen in der Aphasie-Therapie mit sich führen können. Es erfolgt die Überprüfung der o.g. Zielsetzung. Abschließend werden im Fazit Erkenntnisse zusammenfassend dargestellt und ein Ausblick auf Technologien dargeboten, die im Bereich der Neurowissenschaften potenziell zukunftsweisenden Charakter haben.

2 Aphasie: Definition, Grundlagen und Abgrenzung

2.1 Definition und Grundlagen

Definiert ist eine Aphasie als zentral bedingte Störung der Sprache, die nach abgeschlossenem Spracherwerb aufgrund einer erworbenen Hirnschädigung auftritt. Anders als der Name vermuten lässt, bedeutet „Aphasie" (altgriechisch: „ἀ-" (a - nicht) + „φάσις " (phasis - Sprache), zu Deutsch: „fehlende Sprache") keinen kompletten Sprachverlust, sondern eine Störung in unterschiedlichem Ausmaß und variierender Zusammensetzung der vier sprachlichen Modalitäten Sprachproduktion, Sprachverständnis, Lesen und Schreiben. Da Beeinträchtigungen auf allen linguistischen Ebenen bestehen, zählen Aphasien zu den supramodalen und multimodalen Störungen (Wehmeyer & Grötzbach, 2014). Keineswegs ist es so, dass Patient:innen mit einer Aphasie sprachlos sind. Selbst bei schwersten Beeinträchtigungen in der Laut- und Schriftsprache können mithilfe von Mimik, Gestik und Tonfall affektive Inhalte wie Freude, Trauer, Überraschung oder Ärger ausgedrückt werden. Dabei gilt es zu beachten, dass Gesprächspartner:innen bejahende oder verneinende Gesten durch Gegenfragen absichern sollten, da nicht immer davon ausgegangen werden kann, dass diese den Intentionen eines Betroffenen entsprechen. Aus sprachwissenschaftlicher Perspektive treten bei Aphasien Fehler auf allen linguistischen Ebenen auf. Diese setzen sich zusammen aus Phonologie, Morphologie, Semantik, Syntax und Pragmatik. Die Ebenen werden anfolgend beschrieben und jeweils typische Fehler von Aphasiker:innen betrachtet (Wehmeyer & Grötzbach, 2014).

PHONOLOGIE

Störungen im Bereich der Phonologie (Lautkombination) zeichnen sich dadurch aus, dass einzelne Laute hinzugefügt („Tinsch" statt „Tisch"), ausgelassen („Bume" statt „Blume"), umgestellt („Türgel" statt „Gürtel") oder ersetzt werden („Bosen" statt „Besen"). Häufungen von phonologischen Fehlern in einem Wort führen dazu, dass das Zielwort nicht mehr erkennbar ist (z.B. „Kulwert" oder „strommen") (Wehmeyer & Grötzbach, 2014).

MORPHOLOGIE

Störungen im Bereich der Morphologie (Wortbildung) manifestieren sich als fehlende oder falsche Deklinations- und Konjugationsendungen („gewordet ist" statt „geworden ist"). Des Weiteren kann die Fähigkeit zu Derivationen, also der Ableitung von Wörtern, beeinträchtigt sein („Ich muss noch die Waschung erledigen") oder Präfixe werden falsch kombiniert („Ich konnte nicht mehr vom Bett hochstehen") (Wehmeyer & Grötzbach, 2014).

SEMANTIK

Störungen in der Semantik (Bedeutung eines Wortes) können sich als Verwechselungen von assoziativ verwandten Begriffen zeigen („Dieb" statt „Polizist"). Es können auch Verwechslungen von nicht verwandten Wörtern auftreten („Bäcker" statt „Specht"). Durch die fehlerhafte Kombination von tatsächlich existierenden Wörtern entstehen sinnentstellte Wortneuschöpfungen (Neologismen) („Steinzeugdreher" statt „Schraubenzieher"). Gleichzeitig kann es zu Reduktionen von zusammengesetzten Substantiven kommen („Eisen" statt „Bügeleisen") (Wehmeyer & Grötzbach, 2014).

SYNTAX

Störungen in der Syntax (Satzbau) können sich einerseits im Fehlen von Funktionswörtern wie etwa Artikel, Pronomen oder Konjugationen äußern („Also nichts gewusst und Schlaganfall … nichts gewusst…. alleine… gefunden Sanitäter und Sohn."), andererseits in der Verwendung von falschen Funktionswörtern („Alles macht mich dumm und ander behältlich mich irgend die Name fältlich und kein Mensch weiß es"). Darüber hinaus können Störungen in der Syntax Satzabbrüche („Und dann hab ich eingekauft… so wie es halt in der Früh… ich war grad krank gemeldet.") und Satzverschränkungen („Bloß weil ich es war ein Wort verkehrt") hervorrufen (Wehmeyer & Grötzbach, 2014).

PRAGMATIK

Nicht nur die Form, sondern auch die Funktion von Sprache (Pragmatik) kann z.B. durch einen unkontrollierten, schwer zu unterbrechenden, überschießenden Rededrang, der als Logorrhö bezeichnet wird, oder durch einen Verlust des „roten Fadens" beim Sprechen beeinträchtigt sein (Wehmeyer & Grötzbach, 2014).

2.2 Abgrenzung ähnlicher Störungsbilder

Zum besseren Verständnis der Erkrankung sollen im Folgenden einige Abgrenzungen von Aphasien zu ähnlichen, oft mit Aphasie einhergehenden, jedoch strukturell andersartigen Störungen vorgenommen werden.

Von Aphasien zu unterscheiden sind Alexien und Agraphien: Unter Alexien werden Störungen des Lesens verstanden, die nach abgeschlossenem Leseerwerb aufgrund einer erworbenen Hirnschädigung auftreten. Analog dazu werden Agraphien als Störungen des Schreibens definiert, die nach abgeschlossenem Schreiberwerb und wiederum als Folge einer erworbenen Hirnschädigung auftreten. Zwar können sich Alexien und Agraphien als isolierte Störungen zeigen, in der Regel sind sie jedoch mit einer Aphasie verbunden. Zurückzuführen sind Alexien und Agraphien unter anderem auf Läsionen der sich im linken Parietallappen befindlichen Strukturen des Gyrus angularis und Gyrus supramarginalis (Lese- und Schreibzentren des Gehirns). Weiterhin soll auch die Akalkulie eingeordnet werden: Bei Akalkulien kommt es infolge einer Hirnschädigung zu Störungen im Umgang mit Zahlen. Häufig geht eine aphasische Störung mit einer Akalkulie einher (Wehmeyer & Grötzbach, 2014).

Ebenfalls von der Aphasie abzugrenzen ist die Sprechapraxie. Die Sprechapraxie ist eine Störung der Planung von Sprechbewegungen. Sie zeigt sich im Bereich von Artikulation, Sprechmelodie und -rhythmus und Sprechverhalten. Diese tritt nach einer Schädigung der linken Gehirnhälfte auf. Da der Schädigungsort nahe der Gehirnareale liegt, die für Sprache zuständig sind, gehen Sprechapraxien häufig mit Aphasien einher (Deutscher Bundesverband für Logopädie/DBL, 2022).

Auch Dysarthrophonien (Sprechstörungen) sind nicht mit Aphasien gleichzusetzen. Bei Dysarthrophonien ist die Steuerung und die Ausführung von Sprechbewegungen betroffen. Anders als bei einer Aphasie haben Patient:innen keine Probleme beim Lesen, Schreiben, der Syntax und der Wortfindung. Eine Dysarthrophonie macht sich durch Störungen bei der Aussprache, der Stimmgebung, der Atmung, des Sprechtempos, der Sprechmelodie und des Sprechrhythmus bemerkbar (NeuroLogopädie, 2022).

Zusammenfassend kommt es bei Aphasien zu Störungen aller Teile des abstrakten Sprachsystems sowie aller Sprachmodalitäten. Auch die Interaktion der Modalitäten ist beeinträchtigt. Anders als bei Personen, die eine generalisierte Hirnschädigung aufweisen, etwa aufgrund von Degenerationserscheinungen wie Alzheimer, und in der Folge Störungen der Persönlichkeit und des Intellekts aufweisen, ebenso in der Wahrnehmung, der Denkfähigkeit und des Bewusstseins, was sich wiederum in gestörter Sprache manifestiert, sind Aphasiker:innen weder denk-, bewusstseins- noch wahrnehmungsgestört. Diese Sprachstörungen müssen von der Aphasie abgegrenzt werden (Walter, 2001). Auch Sprechapraxien, Dysarthrophonien sowie angeborene oder während der Sprachentwicklung auftretende Störungen sind von der Aphasie abzugrenzen (Huber, Poeck & Weniger, 1997).

3 Aphasische Syndrome und Symptome

Die Aphasie ist eine Störung der Sprache, die, wie bereits in Kapitel 2 dargelegt, einzelne oder mehrere sprachliche Ebenen betreffen kann. Dabei ist individuell sehr unterschiedlich, wie schwer einzelne Bereiche betroffen sind und wie sich diese Beeinträchtigungen konkret im Sprachgebrauch äußern. Daher werden Aphasien immer häufiger in ihrer individuellen, auf den einzelnen Betroffenen bezogenen Ausprägung beschrieben. Dies geschieht mit Hilfe einer ausführlichen Diagnostik, die erhaltene und beeinträchtigte Leistungen differenziert ermittelt. Auf diese soll im späteren Verlauf genauer eingegangen werden. Gängig ist aber auch die Einteilung in sogenannte Aphasie-Syndrome, welche grob die sprachliche Leitsymptomatik beschreiben. Die Zuordnung zu einem Syndrom verschafft einen ersten Eindruck von der vorliegenden Aphasie.

Auf der Grundlage des Aachener Aphasie Tests (Huber, Poeck, Weniger & Wilmes, 1983) wird zwischen vier Aphasie-Standardsyndromen und vier Sonderformen unterschieden (Grötzbach, 2010; Schneider, Wehmeyer & Grötzbach, 2014; DBL, 2022).

Zu den Standardsyndromen zählen:

- ❖ Globale Aphasie
- ❖ Broca-Aphasie
- ❖ Wernicke-Aphasie
- ❖ Amnestische Aphasie

Zu den Sonderformen zählen:

- ❖ Transkortikal-motorische Aphasie
- ❖ Transkortikal-sensorische Aphasie
- ❖ Gemischt-transkortikale Aphasie
- ❖ Leitungsaphasie

Im Folgenden soll ein Überblick über die verschiedenen Formen der Aphasie erfolgen, indem die Standardsyndrome bezüglich ihrer Läsionsorte, Leitsymptome, Symptomkomplexe und spezifischer Auffälligkeiten in Sprachproduktion und Sprachverständnis vorgestellt werden. Ein Leitsymptom ist ein Störungsmerkmal, das ausschließlich bei einem Syndrom auftritt oder innerhalb eines Syndroms am stärksten ausgeprägt ist. (Greitemann, 1988, zit. nach Wehmeyer & Grötzbach, 2014). Zum rascheren Verständnis und der Herstellung von Praxisnähe werden jeweils Beispiele dargeboten, die veranschaulichen sollen, wie sich etwaige Symptome konkret in der Sprachproduktion oder dem Sprachverständnis äußern.

3.1 Globale Aphasie

LÄSIONSORT

Umfassende Schädigung der sylvischen Furche bis tief in die weiße Substanz (Huber, Poeck & Springer, 2006).

LEITSYMPTOMATIK

Leitsymptom einer globalen Aphasie sind sogenannte „Recurring Utterances" und Sprachautomatismen (Wehmeyer & Grötzbach, 2014; DBS, 2018). Sprachautomatismen zeigen sich dergestalt, dass ein Wort oder eine Redefloskel genutzt wird, das/die

formstarr ist,

ständig wiederkehrt,

weder lexikalisch noch syntaktisch in den sprachlichen Kontext passt und

gegen die von Gesprächspartner:innen erwartete Intention hervorgebracht wird.

Ein Beispiel für Sprachautomatismen (relevante Elemente in Kursiv):

Untersucher (U): „Wo sind Sie operiert worden?"

Patient (P): „Ja… *es passt schon es ist* keine Ahnung *es ist passt schon.*"

Spezifischere Sprachautomatismen, die ausschließlich aus einer flüssigen Aneinanderreihung von Silben, Wörtern oder Phrasen bestehen, nennen sich Recurring Utterances.

Ein Beispiel für Recurring Utterances:

U: „Erzählen Sie mal von Ihrer Familie."

P: „*Ach Gott ach Gott. Gott oh Gott oh Gott.*"

SPRACHPRODUKTION

Bei der globalen Aphasie ist die Sprachproduktion erheblich beeinträchtigt. Äußerungen bestehen oft nur aus wenigen, ständig wiederkehrenden sinnlosen Silben oder Wörtern, die gegen die Intention eines Sprechers produziert werden (Sprachautomatismen). Inhaltswörter (Nomen, Verben, Adjektive) treten selten auf. Vereinzelt lassen sich Wörter erkennen, in denen jedoch häufig Laute hinzugefügt, ausgelassen, umgestellt oder ersetzt werden. Solch lautliche Fehler werden als phonematische Paraphasien bezeichnet. Während manche globalaphasische Patient:innen mühsam Sprechversuche unternehmen und sich ihr Versagen im Äußern von Automatismen widerspiegelt, produzieren andere globalaphasische

Patient:innen flüssig und scheinbar ungehemmt Recurring Utterances. Da Intonation, Mimik und Gestik in der Regel erhalten sind, können Betroffene affektive Inhalte ausdrücken. In besonderen Situationen, etwa Überraschungen oder Wutanfällen, können manchmal völlig überraschend ein bis zwei korrekte Wortäußerungen gebildet werden (Wehmeyer & Grötzbach, 2014; Grötzbach, 2010).

Ein Beispiel für phonematische Paraphasien:

„Dann hat meine Schester gesagt, ich soll ins Trankenhaus."

„Letzte Nacht hab ich einen schrecklichen Hasten gehubt."

SPRACHVERSTÄNDNIS

Das Sprachverständnis ist meist schwer beeinträchtigt. In einer Unterhaltung versuchen Patient:innen daher oft, aus dem Kontext oder der Mimik und Gestik eines Gesprächspartners den Sinn des Gesagten zu erraten. Lesen und Schreiben sind im Regelfall ebenfalls schwer gestört. Eine globale Aphasie kann mit einer Sprechapraxie und einer Dysarthrophonie (vgl. Kapitel 2.2) verbunden sein (Grötzbach, 2010).

3.2 Broca-Aphasie

LÄSIONSORT

Schädigung des Broca-Areals, weiterer Teile des motorischen Rindenfeldes, der vorderen Insel und der darunterliegenden weißen Substanz (Huber, Poeck & Springer, 2006).

LEITSYMPTOMATIK

Bei Broca-Aphasien gilt der Agrammatismus als leitendes Symptom. Grundzüge von Agrammatismen sind Vereinfachungen und Vergröberungen der Wortfolgen. Komplizierte Satzgefüge kommen nicht zustande. Vielmehr erfolgt die Beschränkung auf kleine, primitive Sätzchen, sofern überhaupt noch Sätze gebildet werden können. Es kommt zur Auslassung von Pronomina, Artikeln und zum Ignorieren von Konjugationen und Deklinationen. Insofern berührt sich der Agrammatismus mit Wortschatzverarmungen (Kleist, 1914). Der Agrammatismus kann je nach Patient:in in verschiedenen Schweregraden vorliegen. Das Störungsbewusstsein der Betroffenen ist bei der Broca-Aphasie in der Regel sehr hoch (DBS, 2018; Wehmeyer & Grötzbach, 2014).

Ein Beispiel für Agrammatismen:

Milderer Schweregrad, Abbruch eines unvollständigen Satzes: „Früher war ich äh gern Fußball aber jetzt... Probleme äh gehen und äh sprechen und laufen äh.... Äh kann ich nicht sprechen äh des ist ho äh hinfällig."

Heftiger Schweregrad, Aneinanderreihung einzelner Inhaltswörter ohne grammatische Verknüpfung: „Ja also Mann... und Tocher zwei.... Und üben und schreiben... und Wochenende äh spazieren."

SPRACHPRODUKTION

Die Spontansprache der Betroffenen ist im Wesentlichen durch häufige Auslassungen grammatischer Wörter (z.b. Artikel, Pronomen, Konjunktionen) und Endungen gekennzeichnet. Es besteht der Eindruck, als würden die Betroffenen in einer Art von Telegrammstil sprechen. Die Auslassungen sind jedoch nicht unsystematisch. Vielmehr hängt die Wahrscheinlichkeit dafür, dass ein grammatisches Wort produziert wird, u.a. von seiner Betonung, seiner silbischen Struktur und seiner Position im Satz ab. Im Vergleich zur ungestörten Sprache werden weniger Verben produziert, die im Deutschen gewöhnlich im Partizip Perfekt (z.b. »gegangen«) oder im Infinitiv (z.b. »gehen«) erscheinen. Je schwerer ein Betroffener gestört ist, desto mehr sind seine bedeutungsmäßig zusammenhängenden Äußerungen auf einige wenige Wörter reduziert. In den schwersten Fällen bestehen Äußerungen nur noch aus Ein- bis Zwei-Wort-Sätzen. Dennoch geschieht die Aneinanderreihung der Wörter nicht vollkommen willkürlich. In der Regel wird eine feste Reihenfolge aus Nomen plus Verb gebildet (z.B. „Doktor gerufen... Krankenhaus gefahren."). Gedanken, die so mitgeteilt werden, lassen sich häufig mühelos verstehen (Grötzbach, 2010).

SPRACHVERSTÄNDNIS

Augenscheinlich wirkt das Sprachverständnis der Patient:innen im Alltag intakt. Bei sorgfältiger Prüfung offenbart sich jedoch, dass die grammatischen Wörter auch im Sprachverständnis gestört sind (Schwarz, Saffran & Marin, 1980). Auch beim Lesen und Schreiben zeigen sich analog zur Spontansprache Auslassungen grammatischer Wörter. Auch die Broca-Aphasie kann von einer Sprechapraxie und einer Dysarthrophonie begleitet werden. (Grötzbach, 2010).

3.3 Wernicke-Aphasie

LÄSIONSORT

Läsionen im Wernicke-Areal (Huber et al.,1975).

LEITSYMPTOMATIK

Bei einer Wernicke-Aphasie zählt neben stärkeren Beeinträchtigungen des Sprachverständ-nisses und phonematischen (vgl. Kapitel 3.1) und semantischen Paraphasien der Paragram-matismus zu den Leitsymptomen (Huber et al., 1975). Unter semantischen Paraphasien ver-steht man das fehlerhafte Auftreten eines Wortes der Standardsprache, das zum Zielwort ent-weder eine bedeutungsmäßige Ähnlichkeit hat (enge semantische Paraphasie) oder grob da-von abweicht (weite semantische Paraphasie). Störungsmerkmale des Paragrammatismus sind weiterhin die Produktion langer, komplexer, verschachtelter Sätze, Satzverschränkun-gen, bei denen zwei Satzstrukturen überschnitten werden, die Verdopplung von Satzteilen oder die Verwendung falscher Flexionsformen wie etwa die unpassende Deklination von No-men, Adjektiven oder Artikeln (Wehmeyer & Grötzbach, 2014). Das Störungsbewusstsein Be-troffener ist oft nur gering ausgeprägt (DBL, 2022).

Ein Beispiel für semantische Paraphasien:

„Meine zwei Freundinnen sind nach Garmisch gegeben."

„Ich hab äh.. meine Mutter ja schon vor fast zwanzig Jahren äh hab ich die geheiratet."

Ein Beispiel für Paragrammatismen:

Verwendung langer, komplexer Sätze: „Die Mutter sieht sehr traurig aus, und man sieht ihr an, dass sie gar nichts an sich denkt jetzt, wenn sie den Teller mit dem, ja wenn eben die beiden schon abgetrockneten Tassen und den anderen Teller, der schon fertig war äh, hat sie nachher oder wird sie noch immer mal mit dem Geschirr hantieren."

Satzverschränkungen: „Ich wollte ja eigentlich am Abend hat meine Frau angerufen."

Verdopplung von Satzteilen und falsche Flexionsformen: „Ich hat ja Fußball gerne im Verein Fußball gern gespielt"

SPRACHPRODUKTION

Die Spontansprache der Patient:innen ist flüssig, die Sprechgeschwindigkeit normal. Sprech-störungen sind bei Wernicke-Aphasien nur selten beobachtbar. Auffällig ist hingegen eine häufig ungehemmte, kaum zu bremsende Sprachproduktion. In diesem Zusammenhang spricht man von Logorrhoe. Phonematische und semantische Paraphasien sind in großer An-zahl präsent und Abweichungen vom Zielwort oft so erheblich, dass das Zielwort nicht mehr erkennbar ist. Typisch ist weiterhin die Produktion phonematischer und/oder semantischer Wortneuschöpfungen (Neologismen). Zwar entspricht die Phrasenlänge der Äußerungen un-gefähr der von gesunden Sprechern, die Äußerungen sind jedoch oft paragrammatisch (Höhle, 1995).

SPRACHVERSTÄNDNIS

Das Sprachverständnis ist in aller Regel beeinträchtigt. Im Alltag kann dies verborgen bleiben, wenn der Sinn des Gesagten aus der jeweiligen Situation ableitbar ist. Lesen und Schreiben sind ähnlich wie die Spontansprache gestört (Grötzbach, 2010). Weiter zeigen sich Sprach-verständnisstörungen der Wernicke-Aphasiker:innen durch inadäquate Reaktionen in einem Gespräch, sofern der Sinn des Gesagten nicht aus der Situation heraus ableitbar ist. In Test-situationen zeigt sich häufig bereits das Wortverständnis als massiv beeinträchtigt (Höhle, 1995).

3.4 Amnestische Aphasie

LÄSIONSORT

Läsionen im Gyrus angularis, im unteren Anteil des Parietallappens, im Temporallappen und im temporo-parietalen Grenzgebiet (Grötzbach, 2010).

LEITSYMPTOMATIK

Bei dieser Form der Aphasie stehen Wortfindungsstörungen und semantische Paraphasien im Vordergrund (Wehmeyer & Grötzbach, 2014; Grötzbach, 2010).

SPRACHPRODUKTION

Die Kommunikationsfähigkeit ist im Allgemeinen recht gut erhalten. Spontanäußerungen sind normal artikuliert, die Patient:innen sprechen flüssig und in längeren Phrasen, deren Konstruk-tion nur selten von der Standardsprache abweicht. Gehäuft treten jedoch semantische Pa-raphasien und Wortfindungsstörungen auf. So kann ein gesuchtes Wort durch eine Umschrei-bung oder ein Füllwort ersetzt werden („Dingsbums"), oder es werden allgemeine Sprachflos-keln verwendet („Sie wissen schon, was ich meine.") (Grötzbach, 2010).

SPRACHVERSTÄNDNIS

Das Sprachverständnis ist bei dieser Form im Alltag unauffällig. Lese- und Schreibfertigkeiten sind nur leicht beeinträchtigt.

Nach erfolgter Darstellung der Standardsyndrome soll im Folgenden auf die vier Sonderformen genauer eingegangen werden. Dabei soll darauf eingegangen werden, was diese von den Standardsyndromen unterscheidet und welche Leitsymptomatiken diesen zugrunde liegen.

3.5 Leitungsaphasie

LÄSIONSORT

Unterbrechung im Fasiculus arcuatus, der durch das parietale operkulum verläuft und die Wernicke-Region mit der Broca-Region verbindet (Weniger, 2006).

LEITSYMPTOMATIK

Bei einer Leitungsaphasie ist das Nachsprechen im Vergleich zu den anderen Sprachfunktionen herausragend gestört. Patient:innen haben große Mühe bei der Bildung von Lautstrukturen, wodurch phonematische Paraphasien entstehen, und weisen eine deutlich reduzierte Merkspanne auf. Gegensätzlich zu Wernicke-Aphasiker:innen sind sich Betroffene ihrer phonematischen Paraphasien besser bewusst und ihr Sprachverständnis ist meist besser erhalten (Weniger, 2006). Diese Sonderform der Aphasie tritt im klinischen Alltag selten auf.

SPRACHPRODUKTION

Bei einer Leitungsaphasie wird die Sprachproduktion als flüssig angesehen. Es kommt jedoch zu phonematischen Paraphasien (Schneider, Wehmeyer & Grötzbach, 2014).

SPRACHVERSTÄNDNIS

Das Sprachverständnis ist gut (Schneider, Wehmeyer & Grötzbach, 2014).

3.6 Transkortikale Aphasien

Zu transkortikalen Aphasien kommt es, wenn die Sprachzentren durch Läsionen von den jeweils umgebenden Hirnarealen getrennt werden (Wehmeyer & Grötzbach, 2014).

LÄSIONSORTE

Transkortikal-motorische Aphasie: Bei Läsion des supplementär-motorischen Kortex bzw. des Frontallappen anterior zum Broca-Areal.

Transkortikal-sensorische Aphasie: Bei Läsion im temporo-parietalen Bereich, wobei das Wernicke-Areal unversehrt bleibt.

Transkortikal-gemischte Aphasie: Intaktes Broca- und Wernicke-Areal sowie Fasciulus arcuatus bei gleichzeitiger Unterbrechung ihrer Verknüpfungen zu umliegenden Gehirnarealen.

LEITSYMPTOMATIKEN, SPRACHPRODUKTION UND SPRACHVERSTÄNDNIS

Das Nachsprechen gelingt bei allen transkortikalen Aphasien herausragend gut.

Transkortikal-sensorische Aphasie: Flüssige Sprachproduktion mit vorwiegend semantischen Paraphasien ähnlich zu einer Wernicke-Aphasie. Das Sprachverständnis hingegen ist hier schlecht, ebenso bestehen starke Wortfindungsstörungen.

Transkortikal-motorische Aphasie: Geringe Sprachproduktion mit gutem Sprachverständnis. Kein Agrammatismus bei dieser Form der Aphasie.

Transkortikal-gemischte Aphasie: Geringe, nicht flüssige Sprachproduktion gepaart mit Echolalien, Stereotypen und Sprachautomatismen, insgesamt schlechtes Sprachverständnis.

4 Behandlung von Aphasien

Im folgenden Kapitel soll eruiert werden, welche Möglichkeiten zur Behandlung Aphasiker:innen bereitstehen. Um diese besser einordnen zu können, wird aufbauend zunächst eine Differenzierung zwischen der klinischen Verlaufsphasen von Aphasien vorgenommen, denn abhängig von dieser ergeben sich unterschiedliche Therapie- und Behandlungsansätze.

4.1 Verlaufsphasen bei Aphasie: Akut, postakut und chronisch

In den ersten vier bis sechs Wochen nach einer plötzlich eintretenden Hirnschädigung spricht man von akuten Aphasien, danach von postakuten. Ab 12 Monaten Dauer ist von chronischen Aphasien die Rede. Die Einteilung zeigt sich äquivalent zum Rückbildungsverlauf der Symptomatik und geht mit neuronalen Reorganisationsprozessen einher. Das Vorgehen bei Therapien sollte an die aktuelle Phase angepasst sein, um die jeweiligen Rückbildungsprozesse gezielt zu unterstützen (Wehmeyer & Grötzbach, 2014). Jede dritte bis vierte Aphasie bildet sich noch im Akutstadium spontan zurück, vor allem wenn die perisylvische Region (Gebiet um die Zentralfurche/Sylvische Furche) von einer Läsion verschont bleibt (Huber et al., 2006).

4.2 Sprachtherapeutische Intervention

Ziel von sprachtherapeutischen Maßnahmen ist eine möglichst effektive Kommunikation im Alltag, unter Umständen mit Einsatz digitaler Hilfsmittel (Apps für Tablets oder Smartphones) und somit langfristig eine möglichst weitreichende soziale und berufliche Selbstständigkeit und Reintegration (Baumgärtner & Staiger, 2020).

Etablierter Standard zur Behandlung einer Aphasie ist nach (Baumgärtner & Staiger, 2020) die sprachtherapeutische Übungsbehandlung. Dabei wird gemeinsam mit den Betroffenen unter dem Aspekt der kommunikativen Alltagsanforderungen eine Gewichtung der vorliegenden sprachlichen Beeinträchtigungen sowie eventueller behandlungsbedürftiger Begleitstörungen vorgenommen und ein individuell angepasster (ggf. interprofessioneller) Therapieplan festgelegt. Die Auswahl geeigneter sprachtherapeutischer Strategien ist dabei vom individuellen Störungsprofil abhängig. Daher ist eine umfangreiche, der Therapie vorausgehende diagnostische Erfassung des vorliegenden Störungsbilds unabdingbar und zentral für die Erreichung von Therapieerfolgen.

Im Rahmen therapeutischer Intervention liegt eine Indikation für Sprachtherapie vor, wenn die folgenden zwei Bedingungen erfüllt sind (Bauer et al., 2001):

Es liegt eine Störung in mindestens einem der Bereiche Sprechen, Verstehen, Lesen und Schreiben vor.

Die physische, psychische und kognitive Verfassung von Patient:innen ist für eine Therapie ausreichend.

Besonders während der akuten Phase einer Aphasie und bei sehr schweren Störungsbildern mit multiplen kognitiven Defiziten ist die Therapiefähigkeit stark begrenzt. Dann müssen zunächst die kognitiven und motivationalen Basisfunktionen angeregt und in zeitlichen Abständen sprachtherapeutische Behandlungsversuche unternommen werden (Bauer et al., 2001).

Für Aphasien vaskulärer Ätiologie, welche nach einem Schlaganfall (Mangeldurchblutung/ischämischer Insult oder intrazerebrale Blutung/hämorrhagischer Insult) auftreten und die Ursache von 80% aller Aphasien darstellen, hat sich ein an den klinischen Verlaufsphasen orientiertes Behandlungsschema bewährt (Mayer, 2022; Bauer et al., 2001). Dabei werden folgende Behandlungsansätze unterschieden (Bauer et al., 2001):

- ❖ Sprachliche Aktivierung in der Akutphase.
  - ▪ Ziel: Unterstützung der Restitution von temporär geschädigten Funktionen des Gehirns.
- ❖ Störungsspezifisches Üben in der postakuten und chronischen Phase.
  - ▪ Ziel: Erreichung funktioneller Reorganisation (Substitution und Kompensation) des geschädigten Sprachsystems mittels Lernvorgängen.
- ❖ Konsolidierung parallel zu störungsspezifischem Üben und bei Erreichen von Lernplateaus in der chronischen Phase.

15

- Ziel: Optimierung des Fertigkeitentransfers im kommunikativen Alltag bzw. Bewältigung von Kommunikationssituationen mit den verbliebenen sprachlichen und nichtsprachlichen Mitteln.

Bedingungsfaktoren für die Wirksamkeit der sprachtherapeutischen Behandlung von Aphasie sind

- ❖ störungsspezifisches, individualisiertes Üben sowie
- ❖ der Einsatz hochintensiver (mindestens zehn Stunden pro Woche) Therapieintervalle, die kontinuierliche Steigerung der sprachlichen Anforderungen an die Patient:innen und
- ❖ die Einbettung sprachlicher Übungen in einen für die Betroffenen sinnvollen Kontext (Stapel, 2018; Baumgärtner & Staiger, 2020).

Des Weiteren sind im Zuge der Sprachtherapie die folgenden Prinzipien zu wahren (Baumgärtner & Staiger, 2020):

- ❖ Sprachverständnis vor Sprachproduktion
- ❖ Ggf. Hemmung übermäßiger Sprachproduktion oder Sprachautomatismen
- ❖ Verbesserung der Selbstwahrnehmung für sprachliche Schwierigkeiten
- ❖ Multimodale (z.B. visuelle, auditive) sprachliche Stimulierung
- ❖ Gradueller Einsatz spezifischer sprachlicher Hilfen
- ❖ Übungsaufgaben zu Auswahl, Abgleich und Differenzierung sprachlicher Items
- ❖ Repetitiver Übungscharakter

Eine sprachtherapeutische Intervention beinhaltet im Allgemeinen sowohl sprachsystematische als auch kommunikativ-pragmatische Übungsinhalte. Eine vergleichende Gegenüberstellung dieser beiden Ansätze ist Tabelle 1 zu entnehmen.

Sprachsystematische Therapie	Kommunikativ-pragmatische Therapie
Therapieziel: Verbesserung der gestörten linguistischen Funktion	Therapieziel: Verbesserung der gestörten Handlungsfähigkeit
Häufig unimodal	Multimodal
Trainieren des gestörten sprachlichen Mechanismus	Verstärken von Umweg- und Kompensationsstrategien
Fokus auf Defizit	Fokus auf Ressourcen
Linguistische Strukturen	Alltagsrelevante Situationen

Tabelle 1: Inhalte der sprachtherapeutischen Intervention
(Quelle: Eigene Darstellung in Anlehnung an Baumgärtner & Staiger, 2020.)

Die Inhalte einer Sprachtherapie variieren abhängig von der Krankheitsphase. Während im Akutstadium vornehmlich die Verbesserung des Sprachverständnisses, die Hemmung ggf. vorliegender sprachlicher Automatismen und, bei gutem Allgemeinzustand und ausreichender

Aufmerksamkeit, die sprachliche Stimulierung durch rhythmisch-melodische Muster, Vor-, Mit- sowie Nachsprechen von Interjektionen, Redefloskeln, automatisierte Wortreihen, Satzergän- zungsaufgaben und weitere Übungen im Vordergrund steht, werden im subakuten und chro- nischen Stadium individualisierte Therapien unter der Berücksichtigung sprachlicher Stö- rungsprofile, kognitiver Begleitstörungen, kommunikativer Wünsche/Erfordernisse und indivi- duellen Lern- und Kompensationsmöglichkeiten für die sprachliche Kommunikation empfoh- len (Baumgärtner & Staiger, 2020).

4.3 Pharmakotherapeutische Intervention

Obgleich Ansätze zu einer begleitenden medikamentösen Intervention bei Aphasie existieren, ist die Evidenzlage nicht eindeutig. Der Einsatz von Donezepil und Memantine zeigt einen positiven Effekt auf Teilleistungen des Sprachvermögens wie Nachsprechen, Spontansprache oder Benennen. Der Einsatz von Galantamine, Amphetamin und Levodopa zur Behandlung von Aphasie hingegen ist unschlüssig (Zhang et al., 2018). Es besteht keine Evidenz zur Wirk- samkeit von isolierten Pharmakotherapien bei Aphasie (Baumgärtner & Staiger, 2020).

4.4 Adjuvante Therapie mit Hirnstimulation

Ein neuerer, bislang nur mangelhaft beforschter Therapieansatz ist die Neuromodulation durch Hirnstimulation unter Nutzung von transkranieller Magnetstimulation oder transkraniel- ler Gleichstromstimulation. Ziel dabei ist die Unterstützung der therapieinduzierten plastischen Prozesse durch sprachtherapeutische Intervention. Bislang existieren nur wenige Studien zur Wirksamkeit transkranieller Magnetstimulation begleitend zu einer Sprachtherapie. Eine Un- tersuchung in diesem Zusammenhang von (Heikkinen et al., 2019) an 17 Personen mit chro- nischer Aphasie konnte keine positiven Effekte für die Rehabilitation nachweisen. Auch be- züglich der Wirksamkeit transkranieller Gleichstromstimulation kommen (Elsner et al., 2019) zu dem Schluss, dass diese keine positiven Effekte über die Erfolge von Sprachtherapie hin- aus zeigt. Dennoch gäbe es Hinweise darauf, dass transkranielle Gleichstromstimulation die Benennungsleistungen bei Aphasiepatient:innen verbessert. Aus diesem Grund werden wei- tere, methodisch hochwertige Untersuchungen mit größeren Stichproben gefordert.

4.5 Teletherapie

Eine besondere Form im Bereich der multimedialen Therapie ist die therapeutisch-supervi- dierte Teletherapie (Seewald, Rupp & Schupp, 2004). Im Rahmen der Teletherapie erstellen Therapeut:innen einen individuellen Übungsplan für jede/n Patient:in, der via

Datenfernübertragung an Therapiestationen bei den Patient:innen zu Hause übertragen wird. Die Klient:innen üben genau in der therapeutisch vorgegebenen Qualität (störungsspezifische Übungsauswahl) und Quantität (hohe Therapiedichte mit fünf bis zehn Stunden pro Woche möglich). Innerhalb einer Übungssitzung sind jederzeit Pausen möglich, was die Flexibilität weiter erhöht. Nach jeder Übungssitzung werden die Ergebnisse in Form einer ausführlichen statistischen Auswertung auf einem zentralen Server hochgeladen. Die behandelnden Therapeut:innen können jene Auswertungen zeitnah, aber unabhängig von den Übungszeiten der Klient:innen einsehen. Zum einen stellt dies die zeitnahe individuelle Anpassung an Veränderungen im Leistungsniveau der Betroffenen, zum anderen die detaillierte, zeitgenaue Dokumentation der von Patient:innen geleisteten Therapieeinheiten sicher (Rupp, Sünderhauf & Tesak, 2008). In Deutschland existieren zwei teletherapeutische Systeme für die Aphasie-Therapie: EvoCare® (Seewald et al., 2004) und Linguadapt (Vollmer & Roosen, 2002).

Besonders vor dem Hintergrund, dass die Weiter- und Langzeitversorgung von Aphasiepatient:innen im ambulanten Bereich nur mangelhaft ist (Schüttler et al., 2000; Schupp et al., 2006), leisten Teletherapie-Angebote einen wertvollen Beitrag zur Therapie postakuter und chronischer Formen der Aphasie. Bezüglich der Wirksamkeit von Teletherapie in der Behandlung von Aphasie konnten (Rupp, Sünderhauf & Tesak, 2008) in einer Studie mit zwei Cross-Over Designs nachweisen, dass Teletherapie sowohl im Vergleich zu einer Therapiepause als auch im Vergleich zu konventioneller Therapie Effektivität vorweisen kann. Beide Ansätze (konventionelle sowie Teletherapie) führen zu Verbesserungen der sprachlichen Leistungen. Es bestehe jedoch kein Unterschied im Therapieergebnis beider Behandlungsformen.

5 Sprachlateralisierung und Hemisphärendominanz

Funktionale Lateralisierung bedeutet, dass homologe Hirnareale der linken und rechten Hemisphäre entweder gänzlich andere Funktionen ausüben oder bestimmte Funktionen unterschiedlich effizient verarbeiten. Für Sprachfunktionen wurde eine solche linksseitige Dominanz schon früh angenommen, da aus klinischen Beobachtungen hervorging, dass das Auftreten von Aphasien meist aus linksseitigen Hirnschädigungen resultiert. Läsionsstudien wie auch Studien mit bildgebenden Verfahren konnten belegen, dass Sprachfunktionen überwiegend in der linken Hemisphäre angelegt sind (Josse & Tzourio-Mazoyer, 2004). Vor allem gilt dies für das Broca-Areal und das Wernicke-Areal, für welche sich neben funktionellen auch anatomische Asymmetrien mit stärkerer Linkslateralisierung nachweisen lassen (Geschwind & Levitsky, 1968; Amunts et al., 2003).

Ein Zusammenhang zwischen sprachbezogenen Funktionen und einer hirnanatomischen Lokalisation wurde erstmals von Paul Broca im Jahre 1861 anhand der Fallstudie eines Aphasiepatienten entdeckt. Der von ihm untersuchte Patient war nicht in der Lage Sprache zu produzieren – mit Ausnahme einer einzelnen Silbe, „Tan", hatte aber keine Einschränkungen im Sprachverständnis. Eine Autopsie wies eine linksseitige Hirnschädigung im posterioren Bereich des inferioren frontalen Gyrus auf, weshalb Broca eine Kontrollinstanz für die Sprachproduktion im Bereich des Brodmannareals 44 vermutete (Broca, 1861). Einige Jahre später beschrieb Wernicke 1874 einen Patienten, der bei flüssiger Sprachproduktion ausgeprägte Beeinträchtigungen im Sprachverständnis nach Schädigung des posterioren Anteil des linken Gyrus temporalis aufwies (Wernicke, 1874). Aus diesen Beobachtungen entwickelte (Geschwind, 1970) ein Modell, welches ein frontal gelegenes, mit expressiven Funktionen der Sprache (Sprechen und Schreiben) besetztes, nach Broca benanntes Areal sowie ein posterior gelegenes, mit rezeptiven Funktionen belegtes Areal, nach Wernicke benanntes Areal postuliert. Weiterhin wurde angenommen, dass eine Trennung des Faszikulus arcuatus, welcher beide Areale verbindet und somit einen Abgleich zwischen Gehörtem und Gesprochenem schafft, die Fähigkeit Gehörtes nachzusprechen unterbindet (Geschwind, 1965).

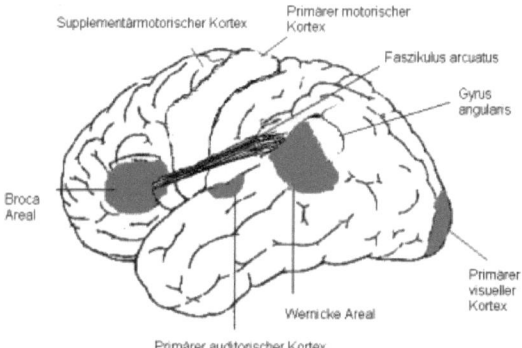

Abbildung 1: Schematische Zeichnung der an Sprachprozessen beteiligten Hirnareale.
(Quelle: Jörgens, 2006, S. 9)

Darüber hinaus wurde damals vor dem Hintergrund dieser Fallbeschreibungen und bezüglich anatomischer Strukturen vermutet, dass ein gesprochenes Wort vom auditorischen Kortex analysiert und vom Wernicke-Areal in seiner Bedeutung verstanden wird, während die motorischen Abbilder der Sprache und die Ansteuerung der Sprachareale dem Broca-Areal attribuiert wurden. Gemäß dem Modell fand die primäre Analyse visuell präsentierter Schriftsprache zunächst im visuellen System statt und wurde im angularen Gyrus als Schrift verarbeitet, um daraufhin im Wernicke Areal als Sprache verstanden zu werden. Beim lauten Vorlesen wurde wiederum dem Broca Areal maßgebliche Beteiligung zugeschrieben. Der Faszikulus arcuatus transportiert die Information über das zuvor visuell analysierte und verstandene Wort zu frontalen Spracharealen, welche die motorische Ansteuerung des Sprachapparates vornehmen. Hier ist das Broca-Areal maßgeblich an der Sprachproduktion beteiligt, wohingegen über Rückkopplungsschleifen eine Analyse der bereits gesprochenen Sprache via des Wernicke-Areals stattfindet (Geschwind, 1965; Jörgens, 2006).

Dieses Modell erfuhr im Laufe der kontinuierlich voranschreitenden Forschungsbemühungen einige Modifikationen, da genauere Untersuchungen und Studien unter Nutzung bildgebender Verfahren offenlegten, dass Patient:innen mit Broca-Aphasie durchaus Beeinträchtigungen im komplexen Sprachverständnis aufweisen und die Sprachproduktion bei einer Wernicke-Aphasie beeinträchtigt sein kann (Blumstein, 1994; Caplan, 1987), sodass keine rein expressive oder rezeptive Funktion dieser Areale mehr angenommen wird.

5.1 Faktoren einer atypischen Sprachlateralisierung

Gegensätzlich der überwiegend nach linksseitigen Hirnschädigungen auftretenden Sprachbeeinträchtigungen, existieren Fallbeschreibungen, welche offenbaren, dass es auch nach rechtshemisphärischen Schädigungen zu Aphasie kommen kann. Hier wird vor allem über links- und beidhändige Patient:innen berichtet, die Aphasien im Zuge einer rechtshemisphärischen Hirnschädigung erwarben (Seghier et al., 2001). Aus dieser Beobachtung kann gefolgert werden, dass eine veränderte Sprachlateralisierung bei linkshändigen Personen auftritt, sodass ein Zusammenhang zwischen Händigkeit und Sprachlateralisierung angenommen wird. Nach Schätzungen von (Jäncke, 2006) weisen 99% aller rechtshändigen Personen eine linksseitige Sprachdominanz auf. Bezüglich der Sprachdominanz von linkshändigen Personen existieren schwankende Schätzungen. Diese bewegen sich zwischen 23-78% linkshemisphärischer, 9-66% bihemisphärischer und 11-19% rechtshemisphärischer Sprachdominanz.

Im seltenen Fall einer rechtshemisphärischen Läsion, die bei einem Rechtshänder zu einer Sprachstörung führt, spricht man von einer gekreuzten Aphasie (Grötzbach, 2010).

Neben händigkeitsbezogenen Abweichungen in der Sprachlateralisierung, existieren Berichte über eine Umorganisation von Sprachfunktionen zur rechten Hemisphäre bei Aphasien oder frühkindlicher Hirnschädigung, welche im Zusammenhang mit Kompensationsprozessen durch homologe Areale der rechten Hemisphäre diskutiert wird (Vikingstad et al., 2000; Price & Crinion, 2005). Insbesondere Kinder, die vor dem fünften Lebensjahr eine linksseitige Hirnschädigung erwarben, zeigen eine fast vollständige Wiederherstellung der Sprachfunktionen, vermutlich durch einen rechtshemisphärischen Shift (Vargha-Khadem, O'Gorman & Watters, 1985; Vargha-Khadem et al., 1997).

Neben den eben beschriebenen kompensatorischen Prozessen im Zuge erworbener Hirn-schädigungen wird beim Stottern ebenfalls eine atypische Sprachlateralisierung nahegelegt. Unter Stottern wird eine Sprachentwicklungsstörung verstanden, bei welcher sich im frühen Kindesalter bei zunächst normalem Spracherwerb Sprachauffälligkeiten in Form von Repeti-tionen von Silben oder Buchstaben und Sprachblockaden entwickeln. Die Symptomatik offen-bart sich überwiegend auf Satzebene, weniger auf Wortebene und ist von starken inter- und intrapersonalen Schwankungen gezeichnet (Jörgens, 2006). Studien, die bildgebende Ver-fahren einsetzen, deuten auf eine stärker rechtshemisphärische Sprachaktivierung während des Stotterns, welche sich neben sprachmotorischen Arealen konsistent im Bereich des Broca-Homologs zeigt (Braun et al., 1997; Brown et al., 2005).

5.2 Methoden zur Erfassung der Sprachlateralisierung

Die Erfassung der Lateralisierung von Sprachfunktionen ist in der Praxis meist darin begrün-det, dass bei Hirnoperationen die Lokalisation des Sprachareals erfasst werden muss, um Sprachbeeinträchtigungen zu vermeiden (Jörgens, 2006).

Ein klassisches Verfahren zur Ermittlung der Lateralisierung von Sprachfunktionen ist der so-genannte Wada-Test (Wada & Rassmussen, 1960; Loring et al.,1990). Bei diesem Verfahren wird das Barbiturat Natrium-Amorbital, welches betäubend auf das zentrale Nervensystem wirkt, nacheinander in die rechte und linke Halsschlagader (Arteria carotis interna) injiziert. Anschließend wird mittels verschiedener Sprachtests die Leistung von Patient:innen anhand eines Punktesystems bewertet. Im Falle einer Sprachdominanz der Hemisphäre werden die Sprachfunktionen durch das Narkosemittel deutlich herabgesetzt. Nach der Untersuchung wird ein Lateralisierungsindex aus den prozentual richtigen Antworten in den Sprachtests zwi-schen den beiden Hemisphären berechnet, welcher zwischen -100 (rechtsdominant) und 100 (linksdominant) liegen kann. Anhand dieses Index kann nun die Sprachdominanz beurteilt werden (Jörgens, 2006).

Ein Nachteil des Wada-Tests ist seine invasive Prozedur mit einer recht hohen Komplikati-onsrate von ca. 3% (Binder et al., 1996). Aufgrund dieses hohen Risikos verbieten sich Stu-dien an Normalpersonen, sodass Untersuchungen zur Lateralisierung von Sprachfunktionen im gesunden Gehirn nicht mit diesem Verfahren vorgenommen werden können. Darüber hin-aus ist die Durchführungsdauer aufgrund der begrenzten Wirkung des Narkosemittels auf ca. 30 Minuten limitiert. Dadurch wird die Möglichkeit, eine Vielzahl unterschiedlicher Sprachtests durchzuführen, eingeschränkt. Weiterer Nachteil ist die Begrenzung der Methode auf einen relativen Vergleich der Sprachfunktionen zwischen den beiden Hemisphären. Daher ist es nicht möglich, die Anteile jeder einzelnen Hemisphäre bei der Sprachverarbeitung oder die Lokalisation der beteiligten Areale innerhalb dieser Hemisphären festzustellen.

Mit der Entwicklung bildgebender Verfahren und speziell der nicht-invasiven funktionellen Magnetresonanztomographie (fMRT) ist seit Beginn der 1990er Jahre auch die Betrachtung gesunder Versuchspersonen sowie einzelner Hirnareale möglich. Aktive Nervenzellen werden bei diesem Verfahren durch ihren erhöhten Stoffwechselumsatz sichtbar gemacht (Mayer, 2022). Ein wesentlicher Vorteil bei dieser Erfassungsmethode ist zunächst die unbegrenzte Wiederholbarkeit der Untersuchung. Weiter können Reize in der visuellen und akustischen Modalität dargeboten werden und rezeptive wie auch expressive Sprachfunktionen Gegenstand der Untersuchung sein. Da kein invasiver Eingriff nötig ist und das Verfahren keinerlei Risiko birgt, sind im Zuge dieser Methode auch Untersuchungen an gesunden Personen ethisch vertretbar. Außerdem erlaubt die hohe Präzision des Verfahrens eine exakte Lokalisation von Spracharealen. Als einziger Nachteil des fMRT zur Bestimmung der Sprachlateralisierung gilt die Sensitivität gegenüber Bewegungsartefakten, die eine laute Sprachproduktion während der Messung verhindert (Jörgens, 2006).

6 Diskussion und Fazit

6.1 Diskussion und Reflexion

Der folgende Abschnitt reflektiert die erarbeiteten Erkenntnisse kritisch und diskutiert Möglichkeiten, mithilfe derer die Behandlungssituation von Aphasiker:innen verbessert werden kann.

Im Zuge von Kapitel 3 wurden auf Grundlage des Aachener Aphasietests (kurz: AAT) die verschiedenartigen aphasischen Syndrome dargelegt. Aphasien zeigen dabei ein großes Spektrum an neuronal bedingten Störungen in der Sprachproduktion und dem Sprachverständnis. Der vorherrschende Typus ist bedingt durch die von Läsionen betroffenen neuronalen Regionen. Je nach Syndrom sind Teilmodalitäten der Sprache mehr oder weniger stark beeinträchtigt. Tabelle 2 stellt die erarbeiteten theoretischen Inhalte nochmals in prägnanter und kurzer Form gegenüber. Die Schwere der Beeinträchtigung einer jeweiligen Modalität wird unter Verwendung einer graduellen Abstufung von nicht eingeschränkt, leicht beeinträchtigt, eingeschränkt bis zu gestört ausgedrückt.

Tabelle 2: Schweregrad der Beeinträchtigungen aphasischer Standardsyndrome und Sonderformen (Quelle: Eigene Darstellung.)

Typ (Syndrom)	Spontanspra-che	Nachsprechen	Sprachver-ständnis	Wortfindung
Globale Aphasie	*gestört*	*gestört*	*gestört*	*gestört*
Broca-Aphasie	*gestört*	*gestört*	meist *nicht ein-geschränkt*	*eingeschränkt*
Wernicke-Aphasie	*nicht einge-schränkt* (je-doch Logor-rhoe, Neologis-men)	*gestört*	*eingeschränkt*	*eingeschränkt*
Amnestische Aphasie	*nicht einge-schränkt* (je-doch Parapha-sie)	*leicht beein-trächtigt*	*leicht beein-trächtigt*	*gestört*, pa-raphasisch
Leitungsaphasie	*nicht einge-schränkt* (je-doch Parapha-sien)	*gestört*	*nicht einge-schränkt*	*nicht einge-schränkt*
Transkortikal-sen-sorische Aphasie	*eingeschränkt* (Wortfindungs-störungen)	*nicht einge-schränkt*	*gestört*	*gestört*
Transkortikal-mo-torische Aphasie	*eingeschränkt*	*nicht einge-schränkt*	*nicht einge-schränkt*	*eingeschränkt*
Transkortikal-ge-mischte Aphasie	*eingeschränkt*	*nicht einge-schränkt*	*gestört*	*eingeschränkt*

Dennoch muss kritisch angemerkt werden, dass der AAT im klinischen Bereich mit großer Behutsamkeit einzusetzen ist (Lutz, 2011). Die alleinige Bestimmung des Typus ist nicht aus-reichend, um eine individuelle und gezielte Therapieplanung durchzuführen. Hierzu bedarf es im Weiteren einer ganzheitlichen, professionell durchgeführten Diagnostik, die als Entschei-dungsbasis zur Auswahl von Therapieansätzen dient (DBS, 2018). Deshalb wird im Zuge des diagnostischen Vorgehens innerhalb des Akutstadiums einer Aphasie unter anderem die Fest-stellung der Stimulierbarkeit sprachlicher Äußerungen, die Einschätzung des Sprachverständ-nisses, die Bestimmung der Fähigkeit spontansprachlicher Äußerungen und die Überprüfung von spontan eingesetzten Kompensationsstrategien und weiteren kommunikativen Ressour-cen wie der Mimik, Gestik, dem Zeichnen und dem Schreiben erfolgen, um die Schwere der vorliegenden Aphasie adäquat einzustufen und entsprechende Behandlungsempfehlungen aussprechen zu können. Weiterhin wird innerhalb des postakuten und chronischen Stadiums mitunter die Bestimmung des Störungsprofils durch die Identifikation der sprachlichen Beein-trächtigung in den verschiedenen linguistischen Ebenen (vgl. Kapitel 2.1), die Identifikation von repetitiven Phänomenen und atomatisierten Sprechanteilen sowie die Einschätzung von Selbstwahrnehmung und kompensatorischen Strategien vonstattengehen, um ein exaktes Bild vom gegebenen Störungsgrad zu erhalten (Baumgärtner & Staiger, 2020).

Die eben genannten Prozesse machen deutlich, wie wichtig theoriegeleitetes, methodisches Vorgehen bei der Diagnose von Aphasien ist und dass dieses nicht durch das vergleichsweise simpel gehaltene Schema des AAT ersetzbar ist. Der AAT sollte vielmehr als grobe Klassifikationshilfe betrachtet werden, der ein erstes Bild der vorliegenden Aphasie zeichnet. Der Qualität und Präzision einer multimodal angelegten und tiefgehenden Diagnostik kann dieses Modell jedoch nicht gerecht werden.

Weiterhin wurden in Kapitel 4 verschiedenartige Ansätze zur Behandlung von Aphasien aufgezeigt. Im Rahmen dessen offenbarte sich, dass sprachtherapeutische Interventionen die größte Wirksamkeit zeigen. Ebenso konnte demonstriert werden, dass die Teletherapie eine kostengünstige und effiziente Alternative zur Präsenztherapie darstellt. Noch dazu wurde während der Recherchen zur Teletherapie offenkundig, dass die aktuelle Weiter- und Langzeitversorgung von Aphasiker:innen im ambulanten Bereich unzureichend ist. Nach einer Studie von (Schüttler et al., 2000) erhielten nur ein Drittel der Probanden nach dem stationären Aufenthalt ambulante sprachtherapeutische Weiterbehandlung. Eine Befragung von 64 Probanden im Kontext eines vom bayrischen Sozialministeriums geförderten Projekts zur computergestützten Aphasietherapie zeigte diesen Missstand noch deutlicher auf, indem belegt werden konnte, dass 41 von 64 Patient:innen, rund 64%, trotz entsprechender Empfehlung keine Sprachtherapie erhielten. Neun Patient:innen , rund 14%, erhielten lediglich einmal wöchentlich Therapie (Schupp et al., 2006). Aus diesen Gründen sollte in der Praxis häufiger auf online-basierte Behandlungsmethoden zurückgegriffen werden, auch interkombiniert mit Präsenztherapiesitzungen. Die Kombination beider Formate trägt dem in der Literatur vielfach geforderten und in seiner Wirksamkeit empirisch validierten hochintensiven Übungscharakter als ein zentraler Erfolgsparameter in der Behandlung von Aphasiepatient:innen Rechnung (Bauer et al., 2001).

Gleichwohl ist kritisch anzumerken, dass moderne Therapieansätze wie die adjuvante Therapie mit Hirnstimulation zur Behandlung von Aphasien noch in den Kinderschuhen stecken, während verwandte Disziplinen in der Erforschung dieser Methoden bereits nennenswerte Fortschritte erzielen konnten – so liegen beispielsweise zur neurostimulativen Behandlung von ADHS bereits Metastudien vor, die empirische Evidenz für eine Verbesserung der Symptomatik durch neurostimulative Behandlungsmethoden fanden (Wong & Zaman, 2019).

Rückblickend auf die eingangs formulierte Zielsetzung, das Bewusstsein über und Verständnis von Aphasie zu erweitern, kann diese als erfüllt betrachtet werden. In Bezug auf die Identifikation von Parametern, die die Aphasiebehandlung strukturell verbessern könnten, wurde im Rahmen der Diskussion auf defizitäre Bereiche, etwa auf den Zustand der ambulanten Weiterversorgung von Aphasiker:innen und den mangelnden Einsatz digitaler Therapieangebote, deren Optimierung zu einer strukturellen Verbesserung der Aphasie-Therapie führen könnte, hingewiesen. Außerdem wurde die hohe Relevanz einer methodisch kompetenten und ganzheitlichen Diagnostik bei der Bestimmung des Schweregrads von Aphasien betont, um Betroffenen die bestmögliche Behandlung anbieten zu können.

6.2 Fazit und Ausblick

Abschließend wird auf die im Rahmen dieser Arbeit erarbeiteten Erkenntnisse und mögliche zukunftsweisende Entwicklungen im Bereich der Aphasie- und Gehirnforschung geblickt.

In Kapitel 2 wurde zunächst das Störungsbild der Aphasie näher definiert und von anderen, ähnlichen Krankheitsbildern abgegrenzt. Aphasien wurden als zentral bedingte Störungen der Sprache charakterisiert, die nach abgeschlossenem Spracherwerb aufgrund einer erworbenen Schädigung am Gehirn auftreten. Aphasien zeichnen sich durch Störungen aller Teile des abstrakten Sprachsystems und aller Sprachmodalitäten aus. Es wurden exemplarische Störungen von Betroffenen im Bereich der Phonologie, Morphologie, Semantik, Syntax und Pragmatik aufgezeigt. Im Anschluss wurden Aphasien von augenscheinlich verwandten Störungen wie der Alexie, Agraphie, Akalkulie, Apraxie und Dysarthrophonie abgegrenzt.

Kapitel 3 bot alsdann eine Übersicht der verschiedenen aphasischen Syndrome. Im Rahmen dessen wurden die vier Standardsyndrome sowie die Sonderformen der transkortikalen Aphasien und Leitungsaphasie vorgestellt. Diese wurden unter Berücksichtigung von Leitsymptomatiken, verbundener Läsionsorte und ihrer Manifestation in Sprachproduktion sowie Sprachverständnis vergleichend gegenübergestellt. Hier zeigen sich insgesamt große Diskrepanzen in der Schwere der Beeinträchtigung.

In Kapitel 4 erfolgte ein Überblick der Möglichkeiten zur Behandlung von Aphasien. Abhängig vom Stadium der Aphasie ergeben sich unterschiedliche Behandlungsansätze, die im Wesentlichen von sprachtherapeutischen Interventionen gezeichnet sind. Es werden auch pharmakotherapeutische und neurostimulative Ansätze aufgegriffen, für die jedoch bisher keine ausreichende Evidenz ihrer Wirksamkeit erbracht werden konnte. Ebenso wurden computergestützte Behandlungsmethoden näher beleuchtet. Daneben wurden Faktoren und Bedingungen wie ein hochintensiver Übungscharakter oder eine tiefgreifende Diagnostik diskutiert, die die Wirksamkeit von therapeutischen Ansätzen erhöhen.

Kapitel 5 widmete sich der Lateralisierung von Sprachfunktionen und Methoden zur Erfassung der Sprachlateralisierung. Im Zuge dessen wurde zunächst das Konzept funktionaler Lateralisierung sowie der Zusammenhang von sprachbezogenen Funktionen und hirnanatomischen Lokalisationen näher betrachtet. Dabei offenbarte sich eine deutlich überwiegende linksseitige Dominanz von Sprachfunktionen. Atypische Rechtslateralisierungen von Sprachfunktionen werden nach heutiger Erkenntnis auf Faktoren der Händigkeit, etwaiger

Kompensationsprozesse in Folge von frühkindlicher Schädigung oder des Vorhandenseins von Sprachentwicklungsstörungen zurückgeführt. Bezugnehmend auf Methoden zur Erfassung der Sprachlateralisierung, wurden abschließend der Wada-Test als klassische und die funktionelle Magnetresonanztomographie als moderne, weniger riskante und ethisch unbedenklichere Variante zur Bestimmung der sprachdominanten Hemisphäre erläutert und hinsichtlich ihrer Stärken und Schwächen geprüft.

Mit Blick auf zukünftige Entwicklungen, ist das noch junge Feld der Neurostimulation aussichtsvoll. Potenziell zukunftsweisende Technologien wie das Human-Brain-Interface von NeuraLink, bei dem eine große Anzahl von Elektroden in verschiedenen Hirnregionen implantiert und mit einem zentralen Mikrochip hinter dem Ohr verbunden werden, könnten ultimativ als Schnittstelle hoher Bandbreite zwischen Gehirn und Computer verwendet werden und die Aktivierung und Koordination von Nervensignalen steuern (NeuraLink, 2022). Dies wiederum könnte zu großen Fortschritten und einem möglichen Paradigmenwechsel bei der Behandlung neuronaler Erkrankungen sowie der Wiederherstellung sensorischer und motorischer Funktionen führen.

Literaturverzeichnis

Amunts, K., Schleicher, A., Dittrich, A., Zilles, K. (2003). Broca's region: Cytoarchitectonic asymmetry and developmental changes. *The Journal of Comparative Neurology*, 465, S. 72-89.

Bauer, A., de Langen-Müller, U., Glindemann, R., Schlenck, C., Schlenck, K. & Huber, W. (2001). *Qualitätskriterien und Standards für die Therapie von Patienten mit erworbenen neurogenen Störungen der Sprache (Aphasie) und des Sprechens (Dysarthrie): Leitlinien 2001.*

Baumgärtner, A. & Staiger, A. (2020). Neurogene Störungen der Sprache und des Sprechens. *Neurologie up2date* 2020(03), S. 155-173.

Binder, J., Swanson, S., Hammeke, T., Morris, G., Mueller, W., Fischer, M., Benbadis, S., Frost, J., Rao, S., Haughton, V. (1996). Determination of language dominance using functional MRI: a comparison with the Wada test. *Neurology*, 46, S. 978-984.

Blumstein, S.E. (1994). Impairments of speech production and speech perception in aphasia. *Philosophical Transactions of the Royal Society B*, 346(1315), S. 29-36.

Braun, A., Varga, M., Stager, S., Schulz, G., Selbie, S., Maisog, J., Carson, R. & Ludlow, C. (1997). Altered patterns of cerebral activity during speech and language production in developmental stuttering. An H2(15)O positron emission tomography study. *Brain*, 120, S. 761-784.

Broca, P. (1861). Remarques sur le siége de la faculté du langage articulé; suivies d'une observation d'aphémie. *Bulletin de la Société Anatomique de Paris*, 6, S. 330-357.

Brown, S., Ingham, R., Ingham, J., Laird, A., Fox, P. (2005). Stuttered and fluent speech production: an ALE meta-analysis of functional neuroimaging studies. *Human Brain Mapping*, 25(1), S. 105-117.

Caplan, D. (1987). Discrimination of normal and aphasic subjects on a test of syntactic comprehension. *Neuropsychologia*, 25, S. 173-184.

Elsner B., Kugler J., Pohl M. & Mehrholz J. (2019). Transcranial direct current stimulation (tDCS) for improving aphasia in adults with aphasia after stroke. *Cochrane Database of Systematic Reviews* 5/2019. Art. Nr.: CD009760.

Geschwind, N. (1965). Disconnection syndromes in animals and man. *Brain*, 88, S. 237- 294.

Geschwind, N. & Levitzky, W. (1968). Human brain: Left-right asymmetries in temporal speech region. *Science*, 161, S. 186-187.

Geschwind, N. (1970). The organization of language and the brain. *Science*, 27, 170(961), S. 940-944.

Greitemann, G. (1988). Sprache. In: von Cramon, D.Y., Zihl, J. (Hrsg.) *Neuropsychologische Rehabilitation*, S. 274–288, Heidelberg, Springer.

Grötzbach, H. (2010). Rehabilitation bei Sprach- und Sprechstörungen: Grundlagen und Management. In: Frommelt, P. & Lösslein, H. (Hrsg.) *NeuroRehabilitation: Ein Praxisbuch für interdisziplinäre Teams*, 3. Aufl., S. 339-350, Berlin, Heidelberg. Springer.

Heikkinen, P., Pulvermüller, F., Mäkelä, J., Ilmoniemi, R., Lioumis, P., Kujala, T., Manninen, R., Ahvenainen, A., Klippi, A. (2019). Combining rTMS With Intensive Language-Action

Therapy in Chronic Aphasia: A Randomized Controlled Trial. *Frontiers in neuroscience*, 12/2019, S. 1036.

Höhle, B. (1995). *Aphasie und Sprachproduktion: Sprachstörungen bei Broca- und Wernicke-Aphasikern.* Opladen: Westdeutscher Verlag.

Huber, W., Stachowiak, F., Poeck, K. & Kerscheinsteiner, M. (1975). Die Wernicke-Aphasie: Klinisches Bild und Überlegungen zur neurolinguistischen Struktur. *Journal of Neurology* 210, S. 77-97.

Huber, W., Poeck, K., Weniger, D. & Wilmes, K. (1983). *Der Aachener Aphasie Test.* Göttingen: Hogrefe.

Huber, W., Poeck, K. & Weniger, D. (1997). Aphasie. In: Hartje, W. Poeck, K. (Hrsg.) *Klinische Neuropsychologie,* S. 80-144. Stuttgart: Thieme.

Huber, W., Poeck, K.& Springer, L. (2006). *Klinik und Rehabilitation der Aphasie. Eine Einführung für Therapeuten, Angehörige und Betroffene.* Stuttgart: Thieme.

Jäncke, L. (2006). Funktionale Links-rechts-Assymetrien. In: Karnath, H., Thier, P. (Hrsg.) *Neuropsychologie 2.,* aktualisierte und erweiterte Aufl., S. 595-604. Berlin, Heidelberg: Springer.

Jörgens, S. (2006). *Lateralisierung von Sprachfunktionen bei Normalpersonen und Stotterern: eine Untersuchung mit funktioneller Kernspintomographie.* Inaugural-Dissertation zur Erlangung des Doktorgrades. Düsseldorf: Eigenverlag.

Josse, G. & Tzourio-Mazoyer, N. (2004). Hemispheric specialization for language. *Brain Research Reviews*, 44, S. 1-12.

Kleist, K. (1914). Aphasie und Geisteskrankheit. *Münchener Medizinische Wochenschrift* 1914;61. S. 8-12.

Loring, D., Meador, K., Lee, G., Murro, A., Smith, J., Flanigin, H., Gallagher, B. & King, D. (1990). Cerebral language lateralization: evidence from intracarotid amobarbital testing. *Neuropsychologia*, 28, S. 831-838.

Lutz, L. (2011). *Über Aphasie: Das Schweigen verstehen*, 4. Aufl., Berlin, Heidelberg: Springer.

Price, C. & Crinion, J. (2005). The latest on functional imaging studies of aphasic stroke. *Current Opinion in Neurology*, 18, S. 429-434.

Rupp, E., Sünderhauf, S. & Tesak, J. (2008). Teletherapie in der Behandlung von Aphasie. *Aphasie und verwandte Gebiete*, Ausgabe 2/2008, S. 55-69.

Schneider, B., Wehmeyer, H. & Grötzbach, H. (2014). Aphasische Symptome und Syndrome. In: Schneider, B., Wehmeyer, M. & Grötzbach, H. (Hrsg.) *Aphasie: Wege aus dem Sprachdschungel,* 6. Aufl., S. 15-40. Berlin, Heidelberg: Springer.

Schüttler, M. Kolominsky-Rabas, T., Heuschmann, P., von Kegler, S. & Neundörfer, B. (2000). Langzeitversorgung von Schlaganfallpatienten mit und ohne Aphasien im Vergleich – Ergebnisse aus einem populationsbasierten Schlaganfallregister. In: Bundesverband für die Rehabilitation der Aphasiker e.V. (Hrsg.) *3. Würzburger Aphasie-Tage,* Würzburg: Eigenverlag.

Schupp, W., Lederhofer, C., Seewald, B. & Haase, I. (2006). Ambulante Nachsorge und sprachtherapeutische Weiterbehandlung bei Aphasikern nach stationärer Rehabilitation. Was können zusätzliche telemedizinische Angebote bringen? *Aphasie und verwandte Gebiete*, Ausgabe 2/2006.

Schwarz, M., Saffran, E. & Marin, O. (1980). The word order in agrammatism. *Brain and Language*, 1980;10, S. 249-262.

Seewald, B., Rupp, E. & Schupp, W. (2004). Computergestützte Aphasie-Therapie: Das Konzept der EvoCare®-Therapie. *Forum Logopädie*, 18(2), S. 24-29.

Seghier, M., Lazeyras, F., Momjian, S., Annoni, J.M., De Tribolet, N., Khateb, A. (2001). Language representation in a patient with a dominant right hemisphere: fMRI evidence for an intra-hemispheric reorganisation. *Neuroreport*, 12, S. 2785-2790.

Stapel, M. (2018). *Neurorehabilitation II: Störungsbilder und Interventionsmethoden*. Studienbrief der SRH Fernhochschule: Riedlingen.

Vargha-Khadem, F., O´Gorman, A., Watters, G. (1985). Aphasia and handedness in relation to hemispheric side, age at injury and severity of cerebral lesion during childhood. *Brain*, 108, S. 667-696.

Vargha-Khadem, F., Caar, L., Isaacs, E., Brett, E. Adams, C., Miskin, M. (1997). Onset of speech after left hemispherectomy in a nine-year-old boy. *Brain*, 120, S. 159-182.

Vikingstad, E., Cao, Y., Thomas, A., Johnson, A., Malik, G., Welch, K. (2000). Language hemispheric dominance in patients with congenital lesions of eloquent brain. *Neurosurgery*, 47, S. 562-570.

Vollmer, U. & Roosen, P. (2002). Das LinguAdapt Aphasie-Therapie-Unterstützungsprogramm. In: huber, W., Schönle, P., Weber, R. & Wiechers, R. (Hrsg.) *Computer helfen heilen und leben. Computer in der neurologischen Rehabilitation*, S. 226-239. Bad Honnef: Hippocampus.

Wada, J. & Rasmussen, T. (1960). Intracarotid injection of sodium amytal for the lateralization of cerebral speech dominance. *Journal of Neurosurgery*, 17, S. 266-282.

Walter, G. (2001). *Aphasie. Ursache, Häufigkeit und erste Untersuchung*. Studienarbeit.

Wehmeyer M. & Grötzbach, H. (2014). Grundlagen. In: Schneider, B., Wehmeyer, M. & Grötzbach, H. (Hrsg.) *Aphasie: Wege aus dem Sprachdschungel*, 6. Aufl., S. 3-14. Berlin, Heidelberg: Springer.

Wehmeyer M. & Grötzbach, H. (2014). Wie Rüben und Kraut – Ein Erfahrungsbericht von Heinz Weiß. In: Schneider, B., Wehmeyer, M. & Grötzbach, H. (Hrsg.) *Aphasie: Wege aus dem Sprachdschungel*, 6. Aufl., S. 1-2. Berlin, Heidelberg: Springer.

Weniger, D. (2006) Aphasien. In: Karnath, H., Thier, P. (Hrsg.) *Neuropsychologie*, 2., aktualisierte und erweiterte Aufl., S.356-372. Heidelberg: Springer.

Wernicke, C. (1874). *Der aphasische Symptomkomplex*. Breslau, Polen: Cohen and Weigert.

Wong, H. & Zaman, R. (2019). Neurostimulation in treating ADHD. *Psychiatria Danubina*, 2019; 31(3), S. 265-275.

Zhang, X., Shu, B., Zhang, D., Huang, L., Fu, Q., Du, G. (2018). The Efficacy and Safety of Pharmacological Treatments for Post-stroke Aphasia. *CNS & neurological disorders drug targets*, 17(7), S. 509-521.

29

Internetquellen

Deutscher Bundesverband für Logopädie e.V. (DBL) (2022) *Sprechapraxie*. Zuletzt abgerufen am 20.03.2022. Verfügbar unter: https://www.dbl-ev.de/logopaedie/stoerungen-bei-erwachsenen/stoerungsbereiche/sprechen/sprechapraxie

Deutscher Bundersverband der akademischen Sprachtherapeuten (DBS) (2018) *Aphasie – Informationen für Betroffene und Angehörige*. Zuletzt abgerufen am 21.03.2022. Verfügbar unter: https://docplayer.org/30595292-Aphasie-informationen-fuer-betroffene-und-angehoerige.html

Mayer, Jörg, Universität Stuttgart (2022). *Sprache und Gehirn: Ein neurolinguistischen Tutorial*. Zuletzt abgerufen am 25.03.2022. Verfügbar unter: https://www2.ims.uni-stuttgart.de/sgtutorial/aphasien.html

NeuraLink (2022). Developing high bandwith brain-machine interfaces to connect humans and computers. Zuletzt abgerufen am 28.05.2022. Verfügbar unter: https://neuralink.com/

NeuroLogopädie – Praxis für Logopädie (2022). *Sprechstörung: Dysarthrie/Dysarthrophonie und Dysarthrie Therapie*. Zuletzt abgerufen am 20.03.2022. Verfügbar unter: https://www.neuro-logopaedie.de/sprechstoerungen-dysarthrie-dysarthrophonie/